BEI GRIN MACHT SICH IHR
WISSEN BEZAHLT

Bibliografische Information der Deutschen Nationalbibliothek:

Die Deutsche Bibliothek verzeichnet diese Publikation in der Deutschen National-bibliografie; detaillierte bibliografische Daten sind im Internet über http://dnb.d-nb.de/ abrufbar.

Impressum:

Copyright © 2014 GRIN Verlag
Druck und Bindung: Books on Demand GmbH, Norderstedt Germany
ISBN: 9783668663695

Dieses Buch bei GRIN:

https://www.grin.com/document/416322

Stefan Flender

Ignatz Phillip Semmelweis und die Bedeutung der Händedesinfektion in der Gegenwart

GRIN Verlag

GRIN - Your knowledge has value

Der GRIN Verlag publiziert seit 1998 wissenschaftliche Arbeiten von Studenten, Hochschullehrern und anderen Akademikern als eBook und gedrucktes Buch. Die Verlagswebsite www.grin.com ist die ideale Plattform zur Veröffentlichung von Hausarbeiten, Abschlussarbeiten, wissenschaftlichen Aufsätzen, Dissertationen und Fachbüchern.

Besuchen Sie uns im Internet:

http://www.grin.com/

http://www.facebook.com/grincom

http://www.twitter.com/grin_com

Ignatz Phillip Semmelweis

und die

Bedeutung der Händedesinfektion in der Gegenwart

Inhaltsverzeichnis

1. Einleitung

Vor wenigen Monaten bekam ich eine Anfrage vom Gesundheits- und Bildungszentrum in Gummersbach, in dem ich seit Mai 2011 als Honorardozent tätig bin, ob ich einem Kurs OTA Schülern die Geschichte der Chirurgie näher bringen könnte. Bei meinen Recherchen zu diesem Thema befragte ich zuerst meinen Chef, Prof. Willeke (Chefarzt für Chirurgie und begeisterter Hobby-Medizinhistoriker), was für ihn die Meilensteine in der Geschichte der Chirurgie seien. Seine Antwort war: Semmelweis mit der Begründung der Antisepsis und Crawford Williamson Long mit der ersten Narkose.

Mit der Vorbereitung auf diese Unterrichtseinheit bekam ich einen ersten Eindruck von Ignaz Phillip Semmelweis. In dieser Hausarbeit möchte ich das Leben und Wirken Semmelweis näher beleuchten. Während es für uns heutzutage selbstverständlich ist, dass Mikroorganismen die Ursache für Infektionskrankheiten sind, hatten Mediziner damals verschiedenste Vermutungen, welche Ursache das Kindbettfieber hatte. Tausende Wöchnerinnen und oftmals auch ihre Neugeborenen sind in der damaligen Zeit an der Erkrankung verstorben.

Es wird beschrieben, wie sich Ignaz Philip Semmelweis der wahren Ursache des Kindbettfiebers nähert und zu welchen, in der damaligen Zeit, revolutionären Ergebnissen er gekommen ist. Neben den Maßnahmen, die Semmelweis getroffen hat.

Außerdem beschäftige ich mich mit der wichtigen Bedeutung der Händedesinfektion in der Gegenwart. Welchen Stellenwert die Händehygiene in der heutigen Zeit hat und mit welchen Problemen die Krankenhäuser jetzt zu kämpfen haben.

2. Semmelweis´ Kindheit, Schul-und Studentenzeit

Ignatz Phillip Semmelweis wurde am 1.Juli 1818 als fünftes von insgesamt neun Kindern einer deutschstämmigen Bürgerfamilie in Taban, einem Stadtteil Budapests in Ungarn geboren. Seine Eltern waren Josef und Terezia Semmelweis. Sein Vater übte den Beruf des Krämers aus. Durch die Heirat mit Terezia, die die Tochter eines wohlhabenden Kutschenbauers aus Bayern war, erhielt Josef Semmelweis finanzielle Unterstützung, um sich ein Geschäft und einen guten Ruf aufzubauen.

Ignatz Phillip Semmelweis oder Ignác Fülöp Semmelweis (Semmelweis benutzte überwiegend die ungarische Form seines Vornamens, um seine ungarische Nationalität zu betonen) wuchs in einer glücklichen, harmonischen Familie auf. In diesem zufriedenen Familienkreis entwickelte er sich zu einem fleißigen und ehrlichen Jungen, Eigenschaften die ihn durch sein ganzes Leben begleitet haben. Seine Schulzeit absolvierte Semmelweis überwiegend in Buda, wo er die Schule im Juli 1835 als Klassenbester und Jahrgangs-Zweitbester beendete.

Vor Beginn seines Studiums absolvierte Semmelweis zwei Vorbereitungsjahre in Philosophie an der Universität Pest, die in Ungarn für Universitätsanwärter obligatorisch waren. Gemäß dem Wunsch seines Vaters studierte Semmelweis ab Herbst 1837 Jura in Wien. Nach kurzer Zeit beendete er jedoch das Jurastudium und begann 1838 ein Medizinstudium in Wien. Die Gründe für den Wechsel sind nicht bekannt. Bekannt aber ist, warum Semmelweis Wien als Ort für sein Medizinstudium ausgesucht hatte. Es konnte damals nur der im gesamten österreich-ungarischen Monarchie als Arzt praktizieren, der im Besitz eines Universitätsabschlusses der Universität Wien war. Zu dieser Zeit überstieg die Zahl ungarischer Studierender die der österreichischer. Nach einem Jahr in Wien wechselte Semmelweis für die Studienjahre 1839/1940 und 1840/1841 an die Universität nach Pest, um im Herbst 1941 wieder nach Wien zurückzukehren, um sein Studium abzuschließen. Am 6. Februar 1844 beendete Ignatz Semmelweis sein Studium. Im Schlusswort seiner Dissertation heißt es „Nullum venenum in manu medici" (Kein Gift kann es in der Hand des Arztes geben!) Etwas später musste er zu der Erkenntnis kommen, dass das Gegenteil wahr war. (vgl.György/Zoltan 1977 S.11-36)

3.   Die ersten Jahre als Arzt

Semmelweis wollte ursprünglich nach der Beendigung seines Studiums nicht in Wien bleiben. Das hat er im Fakultätsregister eintragen lassen. Warum er schließlich doch in Wien geblieben ist, bleibt unbekannt. Gerne hätte Semmelweis nach seiner Promotion eine Stelle in Prof. Skodas medizinischen Klinik angenommen. Diese war jedoch schon anderweitig vergeben. Auch bei Prof Kolletschka, dem Professor für Gerichtsmedizin, bewarb sich Semmelweis erfolglos. Beide sollten im späteren Verlauf seines Lebens eine wichtige Rolle spielen.

So kam es, dass Semmelweis seine Laufbahn in der geburtshilflichen Klinik sowie in der chirurgischen Klinik in Wien begann. In der Zeit von Juli 1844 bis Februar 1846 schloss Semmelweis diverse Fortbildungen in Geburtshilfe und Hebammenlehre erfolgreich ab. Außerdem graduierte er 1845 als operierender Chirurg. Mit der Genehmigung von Prof. Rokitansky, der auch heute noch zu den Wegbereitern der modernen Medizin gilt und damals Professor der pathologischen Anatomie in Wien war, autopsierte Semmelweis in den frühen Morgenstunden die Leichen aus der Gebärklinik, was ihn bald zum Fachmann in pathologischer Anatomie machte und ihn später bei der Lösung des Rätsels Kindbettfieber helfen sollte (vgl.Gortvay /Zoltan 1977 S.37-40).

4. Semmelweis´ Jahre als Assistent

Ende Februar 1846 wurde Semmelweis provisorischer und ab 1.Juli 1846 definitiver Assistent der ersten geburtshilflichen Klinik des Allgemeinkrankenhauses Wien unter dem Chefarzt Professor Johann Klein. Seine Berufung war auf zwei Jahre befristet. Semmelweis stürzte sich mit großem Eifer in die neuen Aufgaben als Assistent, was dem heutigen Oberarzt entspricht. Auch wenn die damaligen Arbeitsbedingungen in der heutigen Zeit nur schwer vorstellbar sind, so musste Semmelweis als einziger Assistent der Klinik sämtliche geburtshilflichen Operationen durchführen, die während der Nacht anfielen. In den frühen Morgenstunden war er zuständig für die Unterweisung der Studenten im Seziersaal und am Nachmittag (während er am Vormittag Prof. Klein bei Operationen assistierte) für Demonstrationen und Prüfungen der Studenten auf den geburtshilflichen Stationen. In dieser Zeit widmete sich Semmelweis auch der Erforschung des Kindbettfiebers. Mit großer Euphorie, mit aller Kraft und allem Wissen wollte er sich dafür einsetzen, dass den gebärenden Frauen dieses furchtbare Ende erspart bliebe. Weder Prof. Klein, Semmelweis´ Chef, noch andere Ärzte auf dem Kontinent waren dem Leiden und der Tragik gegenüber der gebärenden Frauen gleichgültig. Alle möglichen Behandlungsmethoden wurden vergeblich ausprobiert. Man tröstete sich schließlich mit dem Gedanken, dass die Erkrankung schicksalhaft war (vgl.Gortvay/Zoltan 1977 S.40-53). Das wollte Semmelweis nicht einsehen.

Ebenso verschloss er sich so mancher Theorie wie das Kindbettfieber angeblich entstehen sollte. So vermuteten zum Beispiel einige, dass das Ausbleiben der Menstruation eine Ansammlung unreiner Säfte im Blut verursache. Andere Mediziner waren der festen Überzeugung, dass sich die Muttermilch im Beckenraum staue und somit das Kindbettfieber auslöste. Wieder Andere hielten das Kindbettfieber für eine miasmatische Infektion. Manche Vermutungen gingen sogar davon aus, dass das väterliche Sperma der Grundstein für ein späteres Kindbettfieber verantwortlich sei. (vgl.Bührke 2013 S.159).

Für Semmelweis war die Situation beunruhigend und beklemmend. Fast täglich kamen Priester begleitet vom Geläut des Sterbeglöckchens, um die Sterbesakramente zu spenden.mitz den Worten „Mir war es unheimlich zu Muthe(!), wenn ich das Glöckchen an meiner Thüre(!) vorübereilen hörte[...] alles war ungeklärt, alles war zweifelhaft, nur die große Anzahl an der Toten war eine unzweifelhafte Wirklichkeit" (Bührke 2012, zit.n.Györy 1905 S.129) beschrieb Semmelweis die damalige Situation.

Die erste Tatsache, die Semmelweis nachdenklich machte, nachdem er die Theorien seiner Kollegen schnell wiederlegen konnte, war der große Unterschied, was die Höhe der Sterblichkeit an Kindbettfieber zwischen den beiden geburtshilflichen Kliniken anging. So starben in der Zeit von 1841-1846 in der ersten Klinik, in der Semmelweis arbeitete und Ärzte und Medizinstudenten ausgebildet wurden, 1300 Patientinnen mehr als in der zweiten Klinik, wo ab 1841 die Hebammen ausgebildet wurden und Entbindungen vornahmen. In der Bevölkerung galt die erste Gebärklinik zu dieser Zeit als müttermordender Ort, an den man sich nicht aus freien Stücken zur Entbindung begab. Manche der durchweg mittellosen Gebärenden, die wegen ihrer Armut die kostenlosen Gebärkliniken in Anspruch nehmen mussten (Als Gegenleistung für Versorgung, Nahrung und Unterkunft mussten sie jedoch als Lehrobjekt für die studentische Ausbildung herhalten), versuchten deshalb sogar die Geburt zu verzögern, um nicht in die an jedem zweiten Tag aufnehmende erste , sondern in die (außer Sonntag) am jeweils anderen Tag Dienst tuende zweite Klinik eingeliefert zu werden, oder sie ließen es auf eine „Gassengeburt" ankommen. (vgl.Gortvay/Zoltan 1977 S.51)

In zahllosen Tabellen verglich Semmelweis die Sterblichkeit an seiner Arbeitsstätte seit deren Gründung im Jahr 1748. Er bemerkte, dass die mütterliche Sterblichkeit in den Jahren von 1748-1823 im Durchschnitt bei 1,25% lag. Im Jahre 1823 ging ein Kaiserlicher Erlass ein, dass alle im Krankenhaus Verstorbenen einer Autopsie zugeführt werden mussten. Ab diesem Zeitpunkt stieg die Zahl der mütterlichen Sterblichkeit an. Semmelweis näherte sich mit großen Schritten der wahren Ursache des Kindbettfiebers.

Jahr	Anzahl der Entbundenen	Anzahl der Verstorbenen	Die Anzahl der Entbundenen verhält sich zur Anzahl der Verstorbenen wie 100 zu	Anzahl der Entbundenen	Anzahl der Verstorbenen	Die Anzahl der Entbundenen verhält sich zur Anzahl der Verstorbenen wie 100 zu
1841	3036	237	7·7	2442	86	3·5
1842	3287	518	15·8	2659	202	7·5
1843	3060	274	8·9	2739	164	5·9
1844	3157	260	8·2	2956	68	2·3
1845	3492	241	6·8	3241	66	2·03
1846	4010	459	11·4	3754	105	2·7·
Summa	20042	1989	9·92	17791	691	3·38

Abb. 2: Tabelle in der Ignaz Semmelweis die Sterblichkeit der beiden Geburtshilflichen Abteilungen im Zeitraum 1841-1846 gegenüberstellt.

5.   Der Tod Jakob Kolletschkas und seine Folgen

Am 20.März 1847 bekam Semmelweis, der gerade von einer Reise aus Venedig zurückkehrte, die Nachricht vom Tod des Professors für gerichtliche Medizin Jakob Kolletschka. Kolletschka, den Semmelweis aufgrund seiner Freundlichkeit und angenehmen Art sehr geschätzt hatte , war während einer Autopsie von einem Studenten mit dem Sektionsmesser am Finger verletzt worden. Die Wunde entzündete sich und Prof. Koletschka starb wenige Tage nach dem Vorfall an einer schweren Infektion. Im Sektionsbefund von Kolletschka, den Semmelweis ausgiebig studierte, war zu lesen, dass in Kolletschkas Körper dem Kindbettfieber ähnlich "Eiter und andere Absonderungen"(Nuland 2006, zit. n. Semmelweis 1861) gefunden wurden. Die Wirkung, die diese Beschreibungen auf Semmelweis hatten, war bemerkenswert. So schreibt er später: "Tag und Nacht verfolgte mich das Bild von Kolletschkas Krankheit, und mit immer größerer Entschiedenheit musste ich die Identität der Krankheit , an welscher Kolletschka gestorben, mit der derjenigen Krankheit, an welcher ich so viele Wöchnerinnen sterben sah anerkennen." und weiter schreibt Semmelweis "Nicht die Wunde, sondern das verunreinigtwerden (!) der Wund durch Cadaverteile hat den tot herbeigeführt [...]"(Nuland 2006, zit.n. Semmelweis 1861). Es lag auf der Hand (im wahrsten Sinne des Wortes)! Studenten und Ärzte übertrugen die Krankheit, indem sie direkt nach einer Autopsie von einer Patientin, die an Kindbettfieber verstorben war, ohne sich die Hände mehr als nur oberflächlich zu waschen oder die Kleidung zu wechseln, auf der Station Wöchnerinnen untersuchten und somit infizierten.

Semmelweis kam zu der Einsicht, dass die Hände nach dem Kontakt mit einer Leiche, mit Kadaverteilen kontaminiert waren. Das erklärte auch den eigenartigen Geruch der auch nach dem Händewaschen mit Seife den Händen noch anhaftete. Diesen Geruch hielt Semmelweis für den Beweis das "giftiges Material" noch auf den Händen vorhanden war. Auch den Unterschied zwischen den beiden geburtshilflichen Kliniken was die Sterblichkeitsrate anging, konnte sich Semmelweis nun erklären. Nur in der ersten Klinik wurden Frauen seziert, in der zweiten Klinik nicht. „Consequent(!) meiner Überzeugung muss ich hier das Bekenntnis ablegen, dass nur Gott die Anzahl derjenigen kennt, welche wegen mir frühzeitig ins Grab stiegen" (Bührke 2012, zit.n.Györy 1905 S.137), räumte Semmelweis schließlich ein.

6. Semmelweis´ Entwicklung der Händewaschung und neue Erkenntnisse

In seiner Meinung durch einige, wenn auch halbherzig durchgeführte, Tierversuche bestärkt, begann Ignaz Semmelweis mit verschiedenen Handwaschlösungen zu experimentieren bis er sich schließlich für eine Chlorlösung (ein Clor-Kalkgemisch) entschied. Diese Art von Händewaschung wurde auch schon vorher von englischen Ärzten angewendet. Mitte Mai 1847 lies Semmelweis eine Schale mit clorina liquida, einer verdünnten Chlorlösung, am Eingang zur ersten Abteilung aufstellen mit der Anordnung, dass jeder Mediziner sich vor Kontakt mit einer Wöchnerin die Hände damit waschen musste. Die sensationellen Folgen seiner neuen Prophylaxemethode wurden erst nach einigen Wochen deutlich. So sank die Müttersterblichkeit von 18,27% im April 1847 auf 12,24% im Mai und 2,38% im Juni, am Ende des Jahres auf 0,19% (vgl.Gortvay /Zoltan 1977 S. 58-61). Im Oktober 1847 hielt sich eine Wöchnerin mit Brustkrebs, Ulkus und Übelriechender Sekretion in der ersten Abteilung auf. In diesem Zeitraum verstarben 11 von 12 Mitpatienten der Brustkrebserkrankten an Kindbettfieber. Im Monat darauf wurde eine Hochschwangere mit entzündetem Kniegelenk aufgenommen und wieder verstarben einiger der Mitpatientinnen am Kindbettfieber. Zunächst ging Semmelweis davon aus, dass die Wunden der Patientinnen die Atmosphäre im Krankensaal kontaminiert habe, aber nach einer Weile wurde ihm klar, dass die Krankenschwestern, die die beiden Patientinnen verbunden hatten, die Krankheit übertragen hatten. Die Ursache der Krankheit war also immer die

Aufnahme von organischem Fäulnismaterial, ob von lebenden oder toten Patientinnen (vgl.Nuland 2006 S.114).

7. Erste Reaktionen auf Semmelweis´ Erkenntnisse

Nachdem Semmelweis nun die Ursache des Kindbettfiebers erkannt hatte und Präventionslösungen gefunden hatte, sollte man davon ausgehen, dass er seine Entdeckungen publiziert und durch kontrollierte Untersuchungen verifiziert, da die bisher durchgeführten Tierversuche nur halbherziger Natur waren. Aber das tat Semmelweis nicht. Er war sich sicher, dass seine Erkenntnisse früher oder später jeden überzeugen würden. Seine befreundeten Kollegen wie Prof. Hebra, Prof. Rokitansky, Prof. Skoda sorgten dafür, dass sich seine Lehre wenigstens etwas verbreitet. So erwähnten sie die Semmelweis´sche Lehre in Vorträgen oder zitierten ihn in Fachzeitschriften. Leider gingen die drei Semmelweis Verbündeten bei Ihren Ausführungen mehr auf die Übertragung der Krankheit durch Leichengift ein, obwohl Semmelweis erkannt hatte, dass auch Lebende die Krankheit übertragen konnten. Deswegen galt die Semmelweis´sche Lehre über lange Zeit als die „Leichengifttheorie".

In der heutigen Zeit vollkommen unverständlich verschlossen sich viele führende Geburtshelfer in Europa gegen die Semmelweis´sche Lehre. Manche Kritiker hielten es für unmöglich, dass sie Leichenmaterial in sich tragen konnten, die sich in lebende Patienten einbringen ließen. So sprachen sie der gesamten Theorie die Gültigkeit ab. Dann waren da noch jene, die plötzlich erkannten, dass sie möglicherweise selbst Jahre oder Jahrzehnte lang den Tod ihrer Patientinnen herbeigeführt hatten. Wie fühlt man sich wohl, wenn man mit einer solchen Theorie konfrontiert wurde? Viele fanden es bestimmt leichter sich einzureden, dass sie (Semmelweis Theorie) nicht stimme" (Nuland 2006 S.131). Andere hingegen wussten, dass Semmelweis richtig lag und konnten die Tatsachen ganz offensichtlich nicht ausblenden. Einer von ihnen war Prof. Michaelis. Chefarzt der Geburtshilfe in Kiel. Nicht zu ertragen war für ihn der Gedanke, schuld am Tode hunderter Frauen zu sein, was ihn schließlich in den Selbstmord trieb (vgl.Nuland 2006 S.131).

8. Das Ende Semmelweis´ Anstellung in Wien

im März 1849 ging Semmelweis´ Zweijahresvertrag als Assistent zu Ende. Trotz intensiver Fürsprache der Professoren Hebra, Rokitansky und Skoda und 10 anderer Professoren des Allgemeinkrankenhauses, die alle Semmelweis Lehre verteidigten und sich für ein Verbleiben Semmelweis in Wien stark machten, verweigerte man ihm die Verlängerung seines Vertrages. Prof. Klein (Semmelweis´ Chef) und Anton Rosas (Professor für Augenheilkunde) waren die letzten Vertreter der Alten Wiener Schule. Sie waren gegen Semmelweis und ihr Einfluss beim Gesundheitsministerium war so groß, dass Semmelweis gehen musste. Unermüdlich versuchten Hebra, Rokitansky und Skoda Semmelweis zu überreden, nun wo er genug Zeit hatte, seine Arbeiten zu veröffentlichen. Für Experimente wollte man ihm die benötigten finanziellen Mittel zur Verfügung stellen, aber Semmelweis lehnte erneut ab. Am 15. Mai 1850, drei Jahre nach seiner Entdeckung diskutierte Semmelweis im Rahmen eines Kollegenforums das erste Mal mit Kollegen über seine Arbeit. Laut Protokoll schlug sich Semmelweis ausgesprochen gut und konnte den ein und anderen Skeptiker seiner Lehre für sich gewinnen. unter anderem Johann Chiari den Schwiegersohn von Professor Klein. Laut Rokitansky hat die Semmelweis´sche Lehre an diesem Abend einen gewaltigen Sieg errungen. Er stand kurz vor dem Durchbruch. Von allen Seiten schlug ihm Wohlwollen entgegen, aber Semmelweis war immer noch nicht bereit seine Arbeit schriftlich zu veröffentlichen (vgl.Nuland 2006, S.123-147).

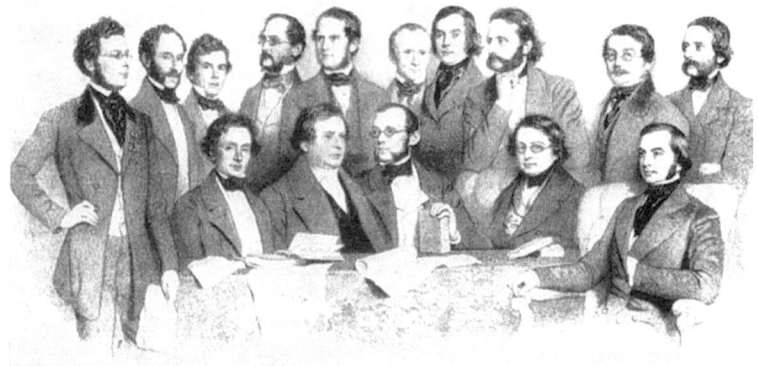

Abb.2) Das Wiener Professorenkollegium, 1853 zwölf von ihnen haben sich zur Semmelweis`schen Lehre bekannt, nur Anton von Rosas (2.v.l.sitzend) er lehnte mit Prof.Klein (nicht auf dem Bild) Semmelweis Theorie ab. Mit auf dem Bild auch die drei Semmelweis Verbündeten und Freunde, Prof.Carl Rokitansky (3.v.l. sitzend), Prof. Josef Skoda (2.v.r. sitzend) , Prof. Ferdinand Hebra (2.v.r. stehend)

9. Semmelweis in Pest

Als Semmelweis´ Bewerbung auf eine Privatdozenten Stelle in Wien im Februar 1850 nur mit Einschränkungen genehmigt werden sollte, packte Semmelweis erbost seine Koffer und kehrte Wien den Rücken ohne seine Freunde und Unterstützer darüber zu informieren. Diese waren sehr enttäuscht, wenn nicht sogar zornig auf ihn. Haben sie sich doch so sehr für ihn eingesetzt und nicht gescheut sich Feinde zu machen. Semmelweis ging zurück in seine Heimat Buda-Pest, wo er am St. Rochus Krankenhaus die Leitung der Gynäkologie übernahm, die bis zu diesem Zeitpunkt noch der Chirurgie unterstellt war. Zur gleichen Zeit wurde er Privatdozent unter Professor Birly, dem Chefarzt der Gynäkologie der Universität Buda-Pest. Man hatte zwar in Buda Pest von der Semmelweis´schen Lehre gehört, trotzdem ging man dort noch von der Verunreinigung des Dickdarms als Ursache für das Kindbettfieber aus. Nach der Einführung der Händewaschung im St. Rochus Krankenhaus sank auch dort die Kindbettsterblichlichkeitsrate auf 0,85%.

1856 verliebte sich Semmelweis in die 20- jährige Maria Wiedenhoffer, die er im Juni 1857 heiratete. Mit Maria zeugte Semmelweis fünf Kinder, von denen nur zwei das Erwachsenenalter erreichten. Sein einziger Sohn Bela nahm sich im Alter von 22 Jahren 1884 das Leben.

Semmelweis betrachtete die Leitung des St. Rochus Krankenhauses nur als vorübergehend, bis es ihm gelänge eine akademische Stelle zu finden. 1855 war es soweit. Semmelweis wurde zum Professor für theoretische Gynäkologie an der Pester Universität ernannt. An der Universität, wie auch im St. Rochus Hospital, kämpfte Semmelweis gegen die Wiederstände, die die Einführung seiner Lehre betrafen. Er wurde in dieser Zeit immer akribischer darin, seine Anordnungen zu überprüfen. Jeder, der sich seinen Anordnungen wiedersetzte, wurde von ihm scharf getadelt oder sofort entlassen, was ihn unter seinen Mitarbeiten nicht beliebter gemacht hat. Das ist auch der Grund dafür, dass manche von ihnen Semmelweis´ Anordnungen bewusst zu wieder handelten (vgl.Nuland 2006, S.147-168).

10. „Die Ätiologie, der Begriff und die Prophylaxe des Kindbettfiebers"

Im Frühjahr 1859, 13 Jahre nach seiner Entdeckung, machte sich Semmelweis („widerwillig", wie es in einer seiner Biografien heißt) an die Arbeit und verfasste „„Die Ätiologie, der Begriff und die Prophylaxe des Kindbettfiebers" ."Auf 554 Seiten erfuhr der Leser alles über seine Studien in Wien, bekam Einsicht in die statistischen Daten und die Ergebnisse der Chlorwaschung. Das stilistisch sperrige Werk bildete die Grundlage der modernen Hygiene und es ist die erste Arbeit, in der medizinische Erkenntnisse auf statistischem Wege erzielt wurde"(Nuland 2006 S.173). Nach der Veröffentlichung des Buches sendete er sofort einige Exemplare an die führenden Gynäkologen in ganz Europa zu. „Semmelweis war davon ausgegangen, daß die Veröffentlichung einen Durchbruch seiner Lehre zur Folge haben würde" (Nuland 2006 S.173). Als die erhofften positiven Reaktionen auf seine Ätiologie ausblieben, schrieb Semmelweis seine Gegner in offenen Briefen an (vgl. Bührke 20012, S.169). Den ersten Brief schrieb Semmelweis an Prof. Joseph Späth, einem Geburtshelfer aus Wien, der sich im März 1861 öffentlich gegen Semmelweis´ Lehre ausgesprochen hatte. Semmelweis beschimpfte ihn mit den Worten "Das Morden muss aufhören […] für mich gibt es kein anderes Mittel, dem Morden Einhalt zu thun (!), als die schonungslose Entlarvung meiner Gegner" (Bührke 2012, zit.n.Györy 1905, S.433). Die Art und Weise wie Semmelweis seine Gegner in diesen Briefen anging missfiel und verletzte viele Kollegen zutiefst. Leider war sein aggressiver Ton gegenüber seiner Kollegen kontraproduktiv was seine Lehre anging, aber in seiner Verzweiflung sah Semmelweis wohl keine andere Möglichkeit den Todesfällen ein Ende zu setzten (vgl.Bührke 2013, S.169).

11. Semmelweis´ Krankheit und Tod

„Semmelweis` gesundheitlicher Zustand verschlechterte sich während des Verfassens seiner Ätiologie. Er wurde mürrisch, gereizt, großspurig, vergesslich und streitsüchtig. Hyperaktivität und Lethargie wechselten sich ohne ersichtlichen Grund ab. Wenn er nicht schlafen konnte, stand er oft auf und wanderte, in Selbstgespräche vertieft, im Haus oder auf den Straßen herum. Bisweilen wirkte er kindisch, dann wieder aufbrausend und fordernd. Im Augenblick beleidigte er jemanden, im nächsten umarmte und küßte er ihn" (Gortvay /Zoltan 1977, S.137).

Im Juli 1865 spitzte sich die Situation um Semmelweis zu. Bei einer Diskussion über eine Dozentenstelle in seiner Abteilung war Semmelweis so wesensverändert, dass sich seine Kollegen gezwungen fühlten einzugreifen. Sie brachten Semmelweis nachhause und baten Maria, sich um Ihren Mann zu kümmern. Nach einigen Wochen musste Maria Semmelweis feststellen, dass sie ihren Mann nicht alleine versorgen konnte, zudem wurde ihr das Verhalten ihres Mannes immer unheimlicher. Unterstützt von mehreren Professoren der Fakultät, entschloss man sich, ihn in eine psychiatrische Klinik zu bringen. Unter dem Vorwand Semmelweis in eine Kältewasserkur nach Gräfenberg zu bringen, machte man sich am 29.Juli 1865 auf den Weg nach Wien, wo sie von Prof. Hebra empfangen wurden. Gemeinsam brachten sie Ignaz Semmelweis in die Landesirrenanstalt nach Wien. Als man ihn dort am Weggehen hindern wollte, bekam Semmelweis einen Tobsuchtsanfall und es wurde ihm eine Zwangsjacke angelegt. Am nächsten Morgen verweigerte man Maria den Zutritt zu Ihrem Mann. Gründe wollte man ihr nicht nennen. Vierzehn Tage später, am 13. August, starb Semmelweis in Wien an "Gehirnlähmung", so die Information die Semmelweis` Ehefrau erhält. Später geht man jedoch davon aus, dass Semmelweis an einer entzündeten Wunde verstarb, die er sich beim Kampf mit dem Anstaltspersonal zugezogen hatte. Die Obduktion von Semmelweis Leichnams erfolgte im Allgemeinkrankenhaus Wien, genau dort wo Semmelweis Jahre zuvor so viele Leichen seziert hat und wo Prof. Kolletschka verletzt wurde. „ Wir können nicht leugnen, daß der ständige Kampf für den Sieg seiner Lehre allmählich sein Nervensystem untergraben hat [...] sein Verstand hielt dem nicht mehr stand [...] (Gortvay /Zoltan 1977, zit. n. Györy 1909, S.209).

12. Der Sieg der Semmelweis´schen Lehre

Im Jahre 1864, also noch zu Semmelweis´ Lebzeiten, begann sich das Blatt für Semmelweis´ Lehre langsam zu wenden. Ehemals erbitterte Gegner seiner Lehre, wie zum Beispiel Prof. Späth, dem Geburtshelfer aus Wien, dem Semmelweis drei Jahre zuvor in einem offenen Brief noch übel beschimpft hatte, bekennen sich zu ihrem Irrtum und setzten Semmelweis´sche Lehre um. Außerdem kann man den Eindruck bekommen, dass die junge Ärztegeneration damals den neuen Erkenntnissen offener gegenüberstand als die ältere Generation. Mit den Erkenntnissen von Joseph Lister, der zwei Jahre nach Semmelweis Tod festgestellt hatte, dass Mikroben für die Entwicklung von Infektionen verantwortlich sind und diese sich durch das Besprühen von Karbolsäure abtöten lassen, sowie den Forschungsergebnissen zweier Franzosen, die Mikroben im Wochenfluss von Frauen mit Kindbettfieber feststellten, welche Louis Pasteur später auch im Blut der erkrankten Frauen fand, erkannte man den Wert der Semmelweis´ schen Lehre (vgl. Bührke 2012, S.174). Nun war der Bann gebrochen.

Hohe medizinische Persönlichkeiten wie Prof. Hegar aus Freiburg setzten die Lehre Semmelweis ins rechte Licht, indem sie Semmelweis als den Begründer der antiseptischen Wundbehandlung anerkannten „Ehre dem Mann mit dem genialen Kopf, welcher unbeirrt durch die herrschenden Anschauungen und Systeme eine so bedeutungsvolle, heilbringende Wahrheit erkannt hat. Ehre dem Mann mit dem edlen Gemüt, bei welchem das Mitgefühl mit der leidenden Menschheit als mächtige Triebfeder zur Auffindung und zur Weiterverbreitung jener Wahrheit mitgewirkt hat" (Gortvay /Zoltan 1977, zit. n. Hegar 1882 S.52). Der Ruhm, der Ignaz Semmelweis zu Lebzeiten versagt blieb, wurde ihm einige Zeit nach seinem Tot doch zuteil. Alle erkannten letztlich die wahre Bedeutung der Semmelweis´schen Lehre und er wird auch heute noch als einer der größten Mediziner der Geschichte betrachtet.

13. Bedeutung der Händedesinfektion in der Gegenwart

Schon mehr als 2000 Jahre vor Semmelweis beschrieb Hipokrates von Kos, dass es durch Verunreinigungen der Wunde zu einer verzögerten Wundheilung kommt. Deshalb sollte man Wunden nur mit sauberen Händen behandeln (vgl. Hoch S. 253). Die Hände sind und waren also das häufigste Übertragungsvehikel von Krankheitserregern. Glücklicherweise gehören die hohe Mortalität und Morbidität in der Geburtshilfe wie zu Semmelweis` Zeiten der Vergangenheit an. Allerdings haben wir es in der heutigen Zeit mit anderen Problemen zu tun. Heutzutage geht das Robert Koch Institut von ca. 500.000 - 800.000 nosokomialen Infektionen aus. Ungefähr 14.000 davon sind Infektionen mit multiresistenten Erregern und ca. 15.000 Menschen sterben pro Jahr an einer solchen Infektion. (vgl. Kampf ,Löffler und Gastmeier 2009, S. 649 - 655).

Während es sich bei 2/3 der Krankenhausinfektionen um unvermeidliche endogene Infektionen handelt, also Infektionen, bei der die Krankheitserreger aus der patienteneigenen Flora stammt, stammt bei exogenen Infektionen die Erregeraufnahme aus der Umwelt des Patienten. Hierbei handelt es sich um ca. 80.000 bis 180.000. Bei 90% dieser exogenen nosokomialen Infektionen liegt der Ursprung in einer nicht adäquat durchgeführten Händehygiene!

Beschäftigt man sich heute mit der Händedesinfektion begegnet einem häufig der Begriff der "Compliance", was soviel bedeutet wie Regelbefolgung oder Einhaltung. Die Compliance der Händedesinfektion liegt in Deutschland etwa bei 50%. Das bedeutet, dass jede zweite, eigentlich notwendige, Händedesinfektion nicht durchgeführt wird.

Eigene Bequemlichkeit bzw. Vergesslichkeit, Unkenntnis oder mangelnde Schulung, Zeitdruck oder Zeitmangel, Hautprobleme und Allergien, fehlendes Problembewusstsein, aber auch schlechte Vorbilder, schlechte Verfügbarkeit von Desinfektionsmittel-Spendern oder fehlender Konsequenzen bei Fehlverhalten, werden als Gründe angegeben. Erwiesen ist ebenso, dass durch die zunehmende Arbeitsbelastung und Überbelegung der Stationen und fehlendes Personal die Händedesinfektion oft unterlassen wird. Nicht nur das Leiden und die Liegedauer der Patienten wird durch eine Krankenhausinfektion verlängert. So entstehen in Deutschland Mehrausgaben von 1,2 Mrd. Euro jährlich. Durch die mit nosokomialen Infektionen verbundenen Kosten (Mehrausgaben für Diagnostik, Therapie, Liegedauer) ist eine effiziente Infektionsprävention somit auch mit einem erheblichen Einsparpotential für Krankenhäuser verbunden (vgl. Kampf et al. 2009, S. 649 - 655).

Die Weltgesundheitsorganisation hat eine Empfehlung herausgegeben, in der die Maßnahmen für die dringlich benötigte Verbesserung der Compliance der Händedesinfektion beschrieben sind, siehe Abb.3.

KASTEN 3

Maßnahmen zur Verbesserung der Compliance

- Schulung der Mitarbeiter mit dem Ziel, die klinischen Situationen zu kennen, in denen eine Händedesinfektion sinnvoll ist.

- Aufnahme der Ziele in das Ausbildungscurriculum, weil während der Ausbildung erlerntes Verhalten deutlich effektiver umgesetzt wird als nachträglich durch Schulungen erworbenes, das eine Änderung von routinemäßigem Verhalten bewirken müsste.

- Händedesinfektionsmittel sollten dort zur Verfügung stehen, wo sie tatsächlich gebraucht werden. Dies kann in Krankenhaus und Praxis mit einfachen Mitteln gewährleistet werden. Falls dieses Ziel über Wandspender nicht zu erreichen ist, kommt auch die Verwendung von Kittelflaschen in Betracht.

- Das Waschen der Hände auf ein Minimum reduzieren, um unnötige Hautirritationen zu vermeiden.

- Die Bedeutung der ärztlichen Vorbildfunktion erkennen und ihr im Alltag nachkommen.

Abb.3.: Maßnahmen zur Verbesserung der Compliance der Händedesinfektion. Empfehlung der Weltgesundheitsorganisation

Die Deutsche Gesellschaft für Krankenhaushygiene e. V. verlangt, daß alle im Gesundheitswesen agierenden Interessengruppen sich kritisch mit dem Thema auseinandersetzen und fordert eine längst überfällige, nationale Kampagne zur Verhinderung von Krankenhausinfektionen (Vgl. Walger, Popp und Exner 2013,S.337).

14. Fazit

Auch wenn Semmelweis nicht die wahre Ursache des Kindbettfiebers entdeckt hat, denn diese wurde wie eben beschrieben erst 1867 von Joseph Lister erkannt, ist die Semmelweis´sche Entdeckung doch einer der wichtigsten Meilensteine der Geschichte der Medizin. Bei der Bearbeitung des Lebens Semmelweis und dessen Wirken und Forschen fühlt man sich wie in einem Psychothriller. Wie ein Stein fällt einem die Last vom Herzen als Semmelweis entdeckt hatte, woher nun diese fürchterliche Krankheit des Kindbettfiebers kommt und er Mittel und Wege findet, welche die Krankheit eindämmen. Kurz darauf muss man sich jedoch die Frage stellen „Warum konnte die einfache klare Lehre Semmelweis´ nicht siegen, selbst nachdem Semmelweis´ Tod die Wogen persönlicher Animosität längst abgeebbt waren" (Gortvay /Zoltan 1977, zit.n.Hegar 1882 S.52)? Und warum hat Semmelweis seine Arbeit nicht unmittelbar nach seiner Entdeckung der breiten Öffentlichkeit präsentiert, er schrieb doch „So schmerzlich und erdrückend auch eine solche Erkenntnis ist, so liegt die Abhilfe doch nicht in der Verheimlichung" (Bührke 2012, zit.n. Semmelweis, Györy 1905 S.137). Lag es wirklich nur daran, dass Semmelweis kein Freund des Schreibens war? Antworten auf diese Fragen wären rein spekulativ. Eines steht allerdings fest. Tausende Frauen und oftmals auch ihre Neugeborenen hätten nicht sterben müssen. Leider muss man feststellen, auch wenn das Kindbettfieber aus den Kliniken verbannt worden ist, dass auch heute noch 15.000 Menschen an den Folgen von Krankenhausinfektionen sterben und das Leiden bei bis zu 800.000 Patienten verlängert wird. Bei einem noch viel zu großem Prozentsatz liegt hier die Ursache in einer nicht ausreichenden Händehygiene. Besonders besorgniserregend ist die steigenden Zahl der Infektionen mit multiresistenten Erregern. Wieder stehen also Schwestern und Ärzte in der Verantwortung ihr hygienisches Handeln bezüglich der Händedesinfektion zu überdenken. Aus diesen Gründen ist das Thema Händehygiene auch heute noch von entscheidender Bedeutung.

15. Literaturverzeichnis

1. Thomas Bührke: Genial gescheitert, Schiksale großer Entdecker und Erfinder. 3. Auflage 2013 Deutscher Taschenbuch Verlag GmbH & Co.KG München

2. Györgie Gortvay und Imre Zoltan: „Semmelweis: Retter der Mütter - Humanisten der Tat - Hervorragende Ärzte im Dienste des Menschen   1977 S. Hirzel Verlag Leipzig

3. V. Hoch „Geschichte der Händedesinfektion" Krankenhaushygiene up2date 2010; Ausgabe 4:S. 253–264 Georg Thieme Verlag KG Stuttgart/New York

4. G. Kampf ,H. Löffler und P. Gastmeier: Händehygiene zur Prävention nosokomialer Infektionen. Dtsch. Arztebl Int 2009; 106(40): 649-55; DOI: 10.3238/arztebl.2009.0649

5. Sherman B. Nuland 2006 Ignaz Semmelweis: Arzt und großer Entdecker. Pieper Verlag GmbH München.

6. P. Walger, W. Popp, M. Exner „Stellungnahme der DGKH zu Prävalenz, Letalität und Präventionspotenzial nosokomialer Infektionen in Deutschland 2013" Hyg Med 2013; 38 – 7/8

16. Abbildungsverzeichnis

Abbildung 1. Das Wiener Proffesoren Kollegium

http://upload.wikimedia.org/wikipedia/commons/thumb/f/f2/Das_Wiener_Professoren_K ollegium_1853.jpg/640px-Das_Wiener_Professoren_Kollegium_1853.jpg

Abbildung 2. Tabelle in der Ignaz Semmelweis die Sterblichkeit der beiden Geburtshilflichen Abteilungen im Zeitraum 1841-1846 gegenüberstellt

http://media.dwds.de/dta/images/semmelweis_kindbettfieber_1861/semmelweis_kindb ettfieber_1861_0015_800px.jpg

Abbildung 3. Maßnahmen Zur Verbesserung der Compliance der Händedesinfektion.

http://www.aerzteblatt.de/callback/image.asp?id=31596

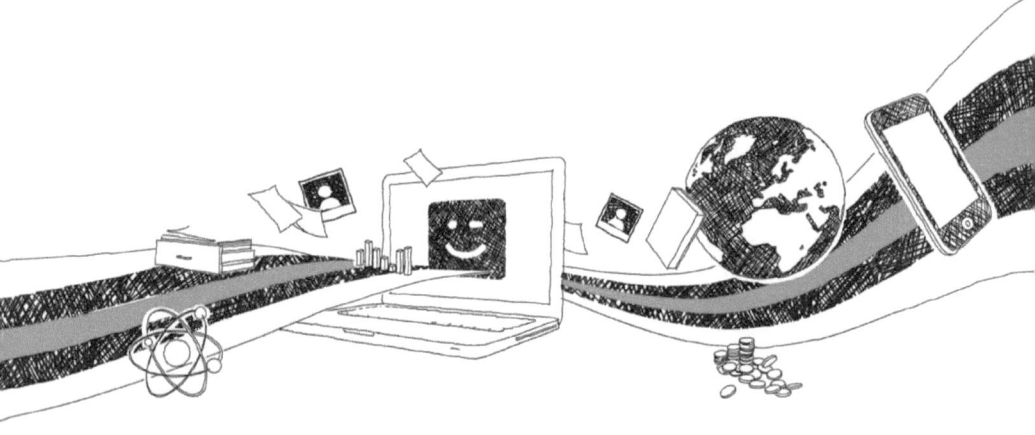
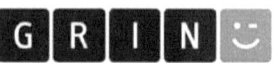